ALLES ÜBER EIER

Mythen aufdecken, köstliche
Rezepte und nahrhafte Gesundheit

Carlos Silva

INHALT

VORWORT

Vorwort Willkommen zum Buch "Ei: Gesundheit, Abnehmen und Rezepte". In diesem umfassenden Leitfaden werden wir die erstaunlichen Vorteile des Eies als vielseitiges und nahrhaftes Lebensmittel erkunden, mit besonderem Schwerpunkt auf seiner Fähigkeit, die Gesundheit zu fördern und den Abnehmprozess zu unterstützen.

Im Laufe dieses Buches tauchen wir tief in die einzigartigen Eigenschaften des Eies ein und wie es ein mächtiger Verbündeter sein kann, um eine ausgewogene Ernährung zu erreichen und positive Veränderungen in unserer Gesundheit und unserem Gewicht zu bewirken. Wir werden die Mythen aufdecken, die den Eierkonsum umgeben, sowie die neuesten wissenschaftlichen Forschungen zu seinen Auswirkungen auf unsere Gesundheit untersuchen.

Sie finden eine Vielzahl köstlicher Rezepte, alle mit dem Ei als Hauptzutat. Vom Frühstück bis zum Abendessen, über gesunde Snacks und unglaubliche Desserts, werden wir erkunden, wie das Ei auf kreative und leckere Weisen verwendet werden kann, um Ihnen zu helfen, Ihre Abnehmziele zu erreichen und einen gesunden Lebensstil aufrechtzuerhalten.

Darüber hinaus werden wir wertvolle Tipps teilen, wie Sie intermittierendes Fasten in Ihren Alltag integrieren können, ein Protokoll, das sich als effektiv für das Abnehmen und die allgemeine Gesundheitsverbesserung erwiesen hat.

Dieses Buch wurde mit dem Ziel erstellt, praktische und wissenschaftlich fundierte Informationen zu liefern, die es Ihnen ermöglichen, die Vorteile des Eies auf Ihrem Weg zu einem gesünderen und ausgeglicheneren Leben optimal zu nutzen.

Ich danke Ihnen, dass Sie diese Reise mit uns antreten. Möge dieses Buch eine Quelle der Inspiration und des Wissens sein und Ihnen helfen, die transformative Kraft des Eies in Ihrer Suche nach Gesundheit, Abnehmen und Wohlbefinden zu entdecken.

Guten Appetit!
Carlos Silva

TEIL 1: EINFÜHRUNG IN DIE WELT DER EIER

Kapitel 1: Die faszinierende Reise des Eies: Entdeckung eines vielseitigen und nahrhaften Lebensmittels

An einem klaren Morgen, wenn er noch vom Morgentau gesprenkelt ist, beginnt die Sonne gerade, ihre Schatten zu werfen, und das Leben scheint aus einem tiefen Traum zu erwachen. Das Huhn, mit seinen bedachten und anmutigen Bewegungen, bereitet das Nest vor und platziert sein wertvollstes Geschenk - ein Ei. Dieses, einfach und bescheiden im Aussehen, trägt in sich eine Fülle an Nährstoffen und ein Universum an kulinarischen Möglichkeiten.

Wir beginnen unsere Geschichte in einer Zeit, als die Menschen gerade ihre ersten Höhlenmalereien anfertigten, als Eier wahrscheinlich noch aus Nestern wilder Vögel und Reptilien gesammelt wurden. Unsere eigentliche Reise mit den Eiern beginnt jedoch mit der Domestizierung von Hühnern, etwa 7500 Jahre vor Christus in Südostasien (West, B., & Zhou, B., 1988). Zu diesem Zeitpunkt wurde das Ei zu einer zuverlässigen und entscheidenden Nahrungsquelle und prägte die Ernährungsmuster vieler Kulturen.

Wir heben nun unseren Blick auf den gegenwärtigen Horizont, auf dem das Ei zum wahren Protagonisten in der Küche aufgestiegen ist. Es ist nicht mehr nur eine Mahlzeitenoption, sondern ein unverzichtbares Element in Rezepten vom Frühstück bis zum Nachtisch, und ist Bestandteil sowohl süßer als auch herzhafter Gerichte. Darüber hinaus hat das Ei in der kulturellen Landschaft der Welt mächtige symbolische Bedeutungen erlangt, es steht für Leben, Wiedergeburt und Fruchtbarkeit.

Aber warum gilt das Ei als ernährungsphysiologischer Schatz? Jedes Ei ist eine Lebenskapsel, vollgepackt mit hochwertigen Proteinen, wobei ein großes Ei etwa 6,5 Gramm dieses lebenswichtigen Makronährstoffs liefert (USDA National Nutrient Database). Es bringt auch einen reichen Satz an Vitaminen und Mineralstoffen mit, einschließlich Vitamin A, Vitamin D, Vitamin B12, Selen und dem seltenen Cholin, das für die Gehirngesundheit essentiell ist (Wallace, T. C., & Fulgoni, V. L., 2017).

Dies ist nur die Einleitung zu der faszinierenden Reise des Eies, eine Einladung, seine Schichten zu enthüllen, Mythen zu zerbrechen und Wahrheiten zu entdecken. In den folgenden Kapiteln werden wir seinen Nährwert betrachten, die gängigsten Mythen aufdecken und seine kulinarische Vielseitigkeit erforschen. Machen Sie sich bereit für diese außergewöhnliche Reise durch das Universum der Eier.

Referenzen:

West, B., & Zhou, B. (1988). Gingen die Hühner nach Norden? Neue Beweise für Domestizierung. Journal of Archaeological Science, 15(5), 515-533.

USDA National Nutrient Database für Standardreferenz, Release 28 (2016)

Wallace, T. C., & Fulgoni, V. L. (2017). Übliche Cholin-Aufnahmen sind mit Ei- und Proteinverzehr in den USA verbunden. Nutrients, 9(8), 839.

TEIL 2: MYTHEN UND WAHRHEITEN ÜBER EIER AUFDECKEN

Kapitel 2: Eier und Gesundheit: Mythen von Wahrheiten trennen

Wir machen uns weiter auf die Reise durch das Universum der Eier und schwingen das Schwert der Wahrheit, um die Mythen zu zerstreuen, die dieses fantastische Lebensmittel umgeben. Hier werden wir neun der am häufigsten im Internet zitierten Mythen über Eier behandeln, um Missverständnisse zu klären und die auf wissenschaftlichen Studien basierende Wahrheit darzustellen.

Mythos 1: Eier sind schädlich für die Herzgesundheit

Neueste Studien zeigen, dass der Verzehr von Eiern das Risiko von Herzerkrankungen für die meisten Menschen nicht erhöht und widerlegen damit die Idee, dass das in Eiern enthaltene Cholesterin dem Herzen schadet (Rong, Y. et al., 2013).

Mythos 2: Weiße Eier sind weniger nahrhaft als braune Eier

Die Farbe der Eierschale hat keinen Zusammenhang mit ihrem Nährwert. Ein Ei, unabhängig von der Farbe der Schale, ist eine Fülle von Nährstoffen.

Mythos 3: Rohe Eier sind gesünder als gekochte Eier

Obwohl der Verzehr von rohen Eiern von einigen gefördert wird, zeigt die Wahrheit, dass das Kochen von Eiern die Absorption von Proteinen und anderen Nährstoffen im menschlichen Körper erleichtert (Evenepoel, P. et al., 1998).

Mythos 4: Eier sind eine schlechte Proteinquelle

Eier sind tatsächlich eine der besten Quellen für hochwertiges Protein. Darüber hinaus hat das Protein aus Eiern eine extrem hohe Bioverfügbarkeit, was bedeutet, dass es leicht vom Körper aufgenommen und verwendet werden kann (Hoffman, J. R., & Falvo, M. J., 2004).

Mythos 5: Das Eigelb ist der ungesündeste Teil des Eis

Das Eigelb ist reich an essentiellen Nährstoffen wie Vitamin D, Vitamin B12 und Cholin, obwohl es mehr Kalorien enthält als das

Eiweiß (Wallace, T. C., & Fulgoni, V. L., 2017).

Mythos 6: Eier verursachen Diabetes

Neueste Studien haben keinen direkten Zusammenhang zwischen dem Verzehr von Eiern und einem erhöhten Risiko für Typ-2-Diabetes gefunden (Djoussé, L. et al., 2009).

Mythos 7: Eier sind voll von Hormonen

Der Einsatz von Hormonen in der Geflügelzucht ist in vielen Ländern verboten. Daher ist es sehr unwahrscheinlich, dass Eier Hormone enthalten. Wählen Sie, wann immer möglich, Eier von frei lebenden Hühnern, die mit Gras gefüttert werden, um die Qualität zu gewährleisten.

Mythos 8: Eier verursachen Gewichtszunahme

Eier sind eine ausgezeichnete Quelle für Protein und können ein Sättigungsgefühl fördern. Daher können sie in eine ausgewogene Diät zur Gewichtsabnahme integriert werden.

Mythos 9: Eier erhöhen den "schlechten" Cholesterinspiegel Obwohl Eier reich an Nahrungscholesterin sind, beeinflussen sie den LDL-Spiegel im Blut bei den meisten Menschen nicht signifikant. LDL, oft fälschlicherweise als "schlechtes Cholesterin" bezeichnet, ist tatsächlich eine komplexe Molekül, bestehend aus verschiedenen Subtypen, von denen nur einige mit Gesundheitsproblemen assoziiert sind. Der LDL-Typ, der in Eiern gefunden wird, gehört nicht zu diesen problematischen Subtypen (Fernandez, M. L., 2012).

In den nächsten Kapiteln werden wir tiefer in den Zusammenhang zwischen Eiern und Gesundheit eintauchen, weitere Mythen aufdecken und wissenschaftlich fundierte Wahrheiten enthüllen.

Referenzen:

Rong, Y., Chen, L., Zhu, T., Song, Y., Yu, M., Shan, Z., Sands, A., Hu, F.B., Liu, L. (2013). Eikonsum und Risiko für koronare Herzerkrankungen und Schlaganfall: Dosis-Wirkungs-Metaanalyse von prospektiven Kohortenstudien. British Medical Journal, 346:e8539.

Evenepoel P., Geypens B., Luypaerts A., Hiele M., Ghoos Y., Rutgeerts P. (1998). Verdaulichkeit von gekochtem und rohem Eiprotein beim Menschen, bewertet mit stabilen Isotopentechniken. Journal of Nutrition, 128(10), 1716-22.

Hoffman, J. R., & Falvo, M. J. (2004). Protein – Welches ist das Beste? Journal of Sports Science & Medicine, 3(3), 118–130.

Wallace, T. C., & Fulgoni, V. L. (2017). Übliche Cholin-Aufnahmen sind mit Ei- und Proteinverzehr in den USA verbunden. Nutrients, 9(8), 839.

Djoussé, L., Gaziano, J. M., Buring, J. E., & Lee, I. M. (2009). Eikonsum und Risiko für Typ-2-Diabetes bei Männern und Frauen. Diabetes care, 32(2), 295-300.

Fernandez, M. L. (2012). Überdenken der Ernährung mit

CARLOS SILVA

Cholesterin. Current Opinion in Clinical Nutrition & Metabolic Care, 15(2), 117–121.

Kapitel 3: Ei und Cholesterin: Die Beziehung entmystifizieren

Auf unserem Weg durch die Welt der Eier stoßen wir auf eine große Kreuzung: die gefürchtete Beziehung zwischen Eiern und Cholesterin. Diese Kreuzung hat viele Reisende verwirrt und sie glauben lassen, dass das Ei, dieses wunderbare Lebensmittel, ein Feind unserer Herzgesundheit ist. Also lassen Sie uns den Knoten dieser Straße lösen und die wahre Beziehung zwischen Ei und Cholesterin aufzeigen.

Aufgrund ihres hohen Gehalts an Nahrungscholesterin wurden Eier oft als schädlich für die Herzgesundheit stigmatisiert. Eines der am besten gehüteten Geheimnisse ist jedoch, dass Nahrungscholesterin, die Art, die in Eiern vorkommt, nur einen minimalen Einfluss auf den Cholesterinspiegel im Blut für die meisten Menschen hat. Überraschend, nicht wahr? Aber warum ist das so?

Hier betreten wir das fantastische Universum

unseres Körpers, ein wahrhaftiges Labyrinth der Wunder. Wenn wir Cholesterin über unsere Ernährung aufnehmen, reagiert unser Körper, der unglaublich weise und effizient ist, indem er seine eigene Cholesterinproduktion reduziert. Das bedeutet, dass für die meisten Menschen der Verzehr von cholesterinreichen Lebensmitteln den Cholesterinspiegel im Blut nicht signifikant erhöht. Unser Körper passt sich an, hält das Gleichgewicht und die Gesundheit aufrecht (Fernandez, M. L., 2012).

Nun, bezüglich LDL, allgemein bekannt als "schlechtes Cholesterin", ist die Geschichte ein wenig komplexer. Wie im vorherigen Kapitel erwähnt, ist LDL tatsächlich eine Molekül, das aus verschiedenen Subtypen besteht, und nur einige von ihnen sind schädlich für die Gesundheit. Die Art von LDL, die in Eiern vorkommt, gehört nicht zu diesen problematischen Subtypen. Außerdem gibt es Hinweise darauf, dass der Verzehr von Eiern zur Bildung von größeren LDL-Partikeln führen kann, die weniger dazu neigen, zur Entwicklung von Herzerkrankungen beizutragen (Fernandez, M. L., & Griffin, B. A., 2018).

Das Ei ist kein Feind der Herz-Kreislauf-Gesundheit, sondern ein nahrhafter Verbündeter, der eine Vielzahl von essentiellen Nährstoffen wie die Vitamine A, D, E und K sowie verschiedene Mineralien und Omega-3-Fettsäuren mitbringt. Es ist an der Zeit, dass wir die Augen für die Wahrheit öffnen und aufhören, dieses kraftvolle Lebensmittel zu fürchten.

Referenzen:

Fernandez, M. L. (2012). Überdenken Sie Nahrungscholesterin. Current Opinion in Clinical Nutrition & Metabolic Care, 15(2), 117–121.

Fernandez, M. L., & Griffin, B. A. (2018). Nahrungscholesterin und Serumlipide: Experimentelles und epidemiologisches Update. British Journal of Nutrition, 125(2), 1–12.

*Kapitel 4: Ei und
Gewichtsverlust:
Entdecken Sie seine Kraft
beim Abnehmen*

Während wir auf diesem Meer des Wissens über Eier segeln, sehen wir eine vielversprechende Insel am Horizont auftauchen: die Verbindung zwischen Eiern und Gewichtsverlust. Ja, Sie haben richtig gelesen. Trotz seiner geringen Größe hat das Ei eine bedeutende Wirkung, wenn es um das Abnehmen geht.

Zunächst müssen wir verstehen, dass das Ei ein Schatz an hochwertigem Protein ist. Proteine sind bekannt als die Bausteine des Lebens, aber darüber hinaus sind sie hervorragende Verbündete beim Abnehmen. Dies liegt daran, dass Protein der sättigendste Makronährstoff ist, d.h. er hält uns länger satt, was wiederum die Gesamtkalorienaufnahme im Laufe des Tages reduziert (Paddon-Jones, D., Westman, E., Mattes, R. D., Wolfe, R. R., Astrup, A., & Westerterp-Plantenga, M., 2008).

Darüber hinaus hat Protein einen höheren thermischen Effekt als die anderen Makronährstoffe, was bedeutet, dass unser Körper mehr Kalorien verbrennt, um Proteine zu verdauen als Fette oder Kohlenhydrate. Diese Eigenschaft kann bei der Erstellung eines Kaloriendefizits helfen, das für den Gewichtsverlust wesentlich ist.

Eine Studie von Vander Wal et al., (2008) zeigte, dass die Einnahme von Eiern zum Frühstück zu einer höheren Sättigung und einer geringeren Energieaufnahme während des Tages führte, im Vergleich zu einem Bagel-basierten Frühstück, obwohl beide die gleiche Anzahl von Kalorien hatten. Die Teilnehmer, die morgens Eier aßen, nahmen in den folgenden 36 Stunden weniger Kalorien zu sich, was darauf hindeutet, dass Eier helfen können, die Kalorienaufnahme zu kontrollieren und somit beim Gewichtsverlust zu unterstützen.

Schließlich sollten wir uns daran erinnern, dass das Ei, neben seinem hohen Proteingehalt, auch eine Quelle für verschiedene essentielle Nährstoffe ist, von denen viele wichtig für den ordnungsgemäßen Stoffwechsel sind. Dies ist ein weiterer Pluspunkt für Eier auf der Reise zur Gewichtsabnahme.

Also, das nächste Mal, wenn Sie daran denken, eine Diät zu beginnen, vergessen Sie nicht, Eier mit einzubeziehen. Sie sind klein, aber sicherlich mächtig.

Referenzen:

Paddon-Jones, D., Westman, E., Mattes, R. D., Wolfe, R. R., Astrup, A., & Westerterp-Plantenga, M. (2008). Protein, Gewichtsmanagement und Sättigung. The American Journal of Clinical Nutrition, 87(5), 1558S-1561S.

Vander Wal, J. S., Gupta, A., Khosla, P., & Dhurandhar, N. V. (2008). Ei-Frühstück verbessert den Gewichtsverlust. International Journal of Obesity, 32(10), 1545–1551.

Kapitel 5: Rohes Ei vs. Gekochtes Ei: Mythen auflösen und Vorteile von jedem offenbaren

Wir kommen zu einer Gabelung auf unserer Entdeckungsreise über Eier: Ein Weg führt zum rohen Ei, der andere zum gekochten Ei. Manche behaupten, dass eines überlegen ist als das andere, aber sind diese Aussagen fundiert? In diesem Kapitel werden wir die Mythen und Wahrheiten hinter dem Verzehr von rohen und gekochten Eiern besprechen.

Zuerst ist es wichtig zu betonen, dass der Verzehr von rohen Eiern aufgrund des Risikos einer Salmonellenkontamination, die eine Lebensmittelvergiftung verursachen kann, nicht empfohlen wird. Salmonellen werden im Kochprozess zerstört, daher ist das Kochen der Eier eine Maßnahme für die Lebensmittelsicherheit.

Darüber hinaus zeigen Studien, dass die Bioverfügbarkeit des Eiproteins, also die Fähigkeit unseres Körpers, dieses Protein effektiv zu nutzen, signifikant höher ist, wenn das Ei gekocht ist. Mit anderen Worten, unser Körper kann das Protein aus einem gekochten Ei besser nutzen als aus einem rohen Ei (Evenepoel, P., Geypens, B., Luypaerts, A., Hiele, M., Ghoos, Y., & Rutgeerts, P., 1998).

Gekochte Eier sind auch eine unglaubliche Quelle von Cholin, einem für die Gehirngesundheit essentiellen Nährstoff, der besser aufgenommen wird, wenn das Ei gekocht ist. Biotin, ein weiteres wichtiges Vitamin für die Gesundheit von Haaren, Haut und Nägeln, ist ebenfalls besser bioverfügbar in gekochten Eiern aufgrund der Inaktivierung eines Proteins in rohen Eiern namens Avidin, das die Aufnahme von Biotin verhindern kann.

Das bedeutet jedoch nicht, dass das rohe Ei nicht seine Vorzüge hat. Es gibt Hinweise darauf, dass rohe Eier leicht höhere Mengen bestimmter Nährstoffe, wie Vitamin B5 und Vitamin B9, enthalten können. Aufgrund des Risikos einer Salmonellenkontamination und der geringeren Bioverfügbarkeit seiner Proteine überwiegen jedoch in der Regel die Vorteile des Verzehrs von gekochten Eiern die des Verzehrs von rohen Eiern.

Am Ende sollte die Wahl zwischen rohem und gekochtem Ei auf Lebensmittelsicherheit und Ernährungseffizienz basieren. Und wenn wir diese beiden Faktoren berücksichtigen, hat das gekochte Ei die Nase vorn.

Referenzen:

Evenepoel, P., Geypens, B., Luypaerts, A., Hiele, M., Ghoos, Y., &

Rutgeerts, P. (1998). Verdaulichkeit von gekochtem und rohem Eiprotein beim Menschen, bewertet mit stabilen Isotopentechniken. *The Journal of Nutrition, 128*(10), 1716–1722.

Kapitel 6: Ei und Knochengesundheit: Aufbau einer starken Basis

Das Skelett ist das Gerüst des menschlichen Körpers, eine widerstandsfähige Struktur, die es uns ermöglicht, zu gehen, zu rennen und zu tanzen. Eine solide Basis für unsere Gesundheit. Und wenn wir an Knochengesundheit denken, ist Kalzium wahrscheinlich das erste Nährstoff, das uns in den Sinn kommt. Es ist jedoch nicht der einzige. Wie passt also das Ei, ein vielseitiges Lebensmittel, das bereits mehrere ernährungsphysiologische Eigenschaften gezeigt hat, in diese Gleichung?

Beginnen wir mit einem der weniger bekannten, aber für die Knochengesundheit entscheidenden Mineralstoffe: dem Phosphor. Phosphor ist das zweithäufigste Mineral im Körper und mehr als 85% davon sind in Knochen und Zähnen zu finden. Es arbeitet gemeinsam mit Kalzium, um die Knochenstruktur zu stärken. Eier sind eine ausgezeichnete Quelle für Phosphor und tragen zu einer robusten und gesunden Knochenstruktur bei.

Eier sind auch reich an Vitamin D,

einem Nährstoff, der eine entscheidende Rolle für die Knochengesundheit spielt. Vitamin D fördert die Aufnahme von Kalzium und Phosphor im Darm und ermöglicht es, dass diese Mineralien effektiv zur Stärkung der Knochen verwendet werden. Ein Mangel an Vitamin D kann zu Knochengesundheitsproblemen führen, wie Rachitis bei Kindern und Osteoporose bei Erwachsenen. Durch den Verzehr von Eiern tragen Sie zu einer ausreichenden Aufnahme von Vitamin D bei und geben Ihren Knochen, was sie brauchen, um stark und gesund zu sein.

Neben Phosphor und Vitamin D enthalten Eier auch Vitamin K, genauer gesagt Vitamin K2. Obwohl es nicht so bekannt ist wie die anderen, ist Vitamin K2 entscheidend für die Knochengesundheit. Es hilft, Kalzium in den Knochen zu halten und aus den Arterien fernzuhalten, was zu starken Knochen und einem gesunden Herz-Kreislauf-System beiträgt (Schurgers, L. J., & Vermeer, C., 2000).

Eier sind also ein komplettes Paket, wenn es um Nährstoffe für die Knochengesundheit geht. Sie liefern eine kraftvolle Kombination aus Phosphor, Vitamin D und Vitamin K2, die alle für starke und gesunde Knochen unerlässlich sind. Wenn Sie also Eier in Ihre Ernährung einbeziehen, bauen Sie eine solide Basis für Ihre Knochengesundheit.

Referenzen:

Schurgers, L. J., & Vermeer, C. (2000). Bestimmung von Phyllochinon und Menachinonen in Lebensmitteln. Hämostase, 30(6), 298-307..

Kapitel 7: Ei und Augenkrankheiten: Schutz Ihrer Sehkraft

Die Sicht, einer unserer kostbarsten Sinne, ermöglicht es uns, die Schönheit der Farben des Sonnenuntergangs zu schätzen, ein gutes Buch zu lesen oder einfach nur das Gesicht unserer Lieben zu sehen. Um unsere Sicht in bester Verfassung zu halten, müssen wir unsere Augen genauso ernähren wie unseren Körper. Und Eier, wie Sie sich vielleicht schon vorstellen können, haben dabei eine überraschend bedeutende Rolle zu spielen.

Eier sind reich an zwei Antioxidantien namens Lutein und Zeaxanthin, die für die Gesundheit der Augen unerlässlich sind. Diese Nährstoffe sind in der Makula des Auges zu finden, dem Teil des Auges, der für das zentrale Sehen verantwortlich ist. Lutein und Zeaxanthin schützen die Augen vor Schäden durch blaues und ultraviolettes Licht und helfen, Augenkrankheiten wie altersbedingte Makuladegeneration (AMD) und Katarakte zu verhindern, zwei der Hauptursachen für Sehverlust bei älteren Menschen (Chung, H.Y. et al., 2004).

Studien zeigen, dass der Verzehr von Eiern die Lutein- und Zeaxanthin-Werte im Blut erhöhen kann, was wiederum der Augengesundheit zugute kommen kann. Eine in der "Journal of Nutrition" veröffentlichte Studie ergab, dass Frauen, die 6 Eier pro Woche aßen, ein um 30% geringeres Risiko hatten, AMD zu entwickeln, als Frauen, die 1,5 Eier oder weniger pro Woche aßen (Gale, C.R. et al., 2003).

Darüber hinaus sind Eier auch eine wichtige Quelle für Vitamin A, einen lebenswichtigen Nährstoff für das Sehen. Ein Mangel an Vitamin A kann zu Nachtblindheit und trockenen Augen führen, unter anderem Augengesundheitsproblemen.

Wenn Sie also Eier in Ihre Ernährung einbeziehen, ernähren Sie nicht nur Ihren Körper und Ihre Knochen, sondern versorgen auch Ihre Augen mit den essentiellen Nährstoffen, die sie brauchen, um gesund zu bleiben. Denken Sie daran, Ihre Augen sind das Fenster zur Welt. Passen Sie gut auf sie auf.

Referenzen:

Chung, H. Y., Rasmussen, H. M., & Johnson, E. J. (2004). Die Bioverfügbarkeit von Lutein ist bei Männern aus Lutein-angereicherten

Eiern höher als aus Nahrungsergänzungsmitteln und Spinat. Journal of Nutrition, 134(8), 1887-1893.

Gale, C. R., Hall, N. F., Phillips, D. I., & Martyn, C. N. (2003). Lutein- und Zeaxanthin-Status und Risiko für altersbedingte Makuladegeneration. Investigative Ophthalmology & Visual Science, 44(6), 2461-2465.

TEIL 3: ANTWORTEN AUF DIE HÄUFIGSTEN FRAGEN ÜBER EIER

Kapitel 8: Ei Entschlüsselt: Antworten auf die 10 am Häufigsten im Internet Gesuchten Fragen

Im Online-Universum gibt es unzählige Fragen zu Eiern. Einige hinterfragen ihre Sicherheit, andere suchen nach innovativen Möglichkeiten, sie zu kochen, und wieder andere fragen sich, ob Eier wirklich all das Lob verdienen, das sie erhalten. Dieses Kapitel ist darauf ausgerichtet, einige der am häufigsten im Internet gesuchten Fragen zu Eiern zu beantworten. Lassen Sie uns diese Fragen zusammen entschlüsseln!

1. Sind Eier gesund?

Ja, Eier sind unglaublich gesund. Sie sind reich an hochwertigen Proteinen, essentiellen Vitaminen und Mineralstoffen wie Vitamin A, Vitamin D, Eisen und Zink.

2. Ist es sicher, jeden Tag Eier zu essen?

Ja, für die meisten Menschen ist es sicher, jeden Tag Eier zu essen, solange sie

Teil einer ausgewogenen und abwechslungsreichen Ernährung sind.

3. Erhöhen Eier den Cholesterinspiegel?

Entgegen dem populären Mythos erhöht der Verzehr von Eiern den Blutcholesterinspiegel bei den meisten Menschen nicht signifikant. Eier enthalten zwar Nahrungscholesterin, aber dieses hat im Vergleich zu den Arten von Fetten, die Sie essen, nur einen geringen Einfluss auf den Blutcholesterinspiegel.

4. Wie viele Kalorien enthält ein Ei?

Ein großes Ei enthält etwa 70 bis 80 Kalorien.

5. Sind Eier gut zum Abnehmen?

Ja, Eier können beim Abnehmen helfen. Sie sind reich an Proteinen, die das Sättigungsgefühl erhöhen und die Kalorienaufnahme im Laufe des Tages reduzieren können.

6. Was ist gesünder: das Eiweiß oder das Eigelb des Eis?

Beide Teile des Eis sind gesund. Das Eiweiß ist reich an Proteinen, während das Eigelb essentielle Vitamine und Mineralien sowie Antioxidantien enthält.

7. Was ist die beste Art, ein Ei zu kochen, um den maximalen Nährstoffgehalt zu erhalten?

Die beste Art, ein Ei zu kochen, hängt von Ihren persönlichen Vorlieben ab. Das Kochen von Eiern kann dazu beitragen, einige Vitamine besser verfügbar zu machen, aber die Kochmethode kann auch die Menge bestimmter Nährstoffe beeinflussen.

8. Was bedeutet es, wenn das Eigelb eines Eis dunkel ist?

Die Farbe des Eigelbs eines Eis wird durch die Ernährung des Huhns bestimmt. Hühner, die eine Ernährung reich an natürlichen Pigmenten wie Carotinoiden aus Mais und Gras zu sich nehmen, neigen dazu, dunklere Eigelbe zu produzieren.

9. Verursachen Eier Entzündungen?

Nein, Eier sind nicht dafür bekannt, Entzündungen zu verursachen. Tatsächlich enthalten sie Nährstoffe wie Cholin, das entzündungshemmende Eigenschaften hat.

10. Sind Eier gut für die Augen?

Ja, Eier sind gut für die Augengesundheit. Sie enthalten Lutein und Zeaxanthin, zwei Antioxidantien, die für die Gesundheit der Augen von Vorteil sind.

In diesem Kapitel möchten wir alle Ihre Fragen beantworten, von den einfachsten bis hin zu den komplexesten, damit Sie Eier mit Wissen und Vertrauen genießen können. Also, stellen Sie weiter Fragen, forschen Sie weiter und genießen Sie weiterhin dieses unglaubliche Superfood, das Ei ist!

TEIL 4: DAS EI UNTER DEM MIKROSKOP: ERKUNDUNG SEINER NÄHRSTOFFE

Kapitel 9: Jenseits der Schale: Eine Ernährungsreise durch die Bestandteile des Eis

Sicherlich haben wir alle schon gehört, dass Eier ein nahrhaftes Lebensmittel sind, aber wissen Sie wirklich, was in einem Ei steckt? Wie wäre es, wenn wir eine detaillierte Reise über die Schale des Eis hinaus machen und uns eingehender mit der reichen Palette an Nährstoffen befassen, die dieses unglaubliche Naturprodukt zu bieten hat? Lassen Sie uns gemeinsam erkunden!

Proteine: Die Bausteine des Lebens

Protein, eine der Hauptmoleküle des Lebens, ist eine der Hauptkomponenten von Eiern. Ein einziges großes Ei enthält etwa 6,5 Gramm hochwertiges Protein. Was das Protein im Ei so besonders macht, ist, dass es vollständig ist, was bedeutet, dass es alle neun essentiellen Aminosäuren enthält, die unser Körper nicht selbst produzieren kann. Diese Aminosäuren sind grundlegend für den Aufbau und die Reparatur von Geweben, die Produktion von Enzymen und Hormonen und die Aufrechterhaltung des

Immunsystems.

Fette: Es geht nicht nur um Kalorien

Etwa ein Drittel der Kalorien eines Eis kommen aus Fetten. Aber bevor Sie alarmiert sind, ist es wichtig zu bedenken, dass nicht alle Fette gleich geschaffen sind. Der größte Teil des Fettes in einem Ei ist ungesättigt, die herzgesunde Art von Fett. Eier enthalten auch eine kleine Menge an Omega-3-Fettsäuren, die für ihre Vorteile für die Herz- und Gehirngesundheit bekannt sind.

Vitamine und Mineralien: Die wunderbaren Mikronährstoffe

Eier sind wie ein natürliches Multivitaminpräparat, gefüllt mit einer Vielzahl von essentiellen Vitaminen und Mineralien. Das Eigelb ist eine der wenigen natürlichen Quellen von Vitamin D, das für die Gesundheit der Knochen und des Immunsystems unerlässlich ist. Es enthält auch Vitamin A, das für die Sehkraft und die Hautgesundheit wichtig ist, und Vitamin B12, das bei der Bildung roter Blutkörperchen und der neurologischen Funktion hilft.

Eier sind ebenso reich an Mineralien. Sie enthalten Eisen, das für den Sauerstofftransport im Körper wichtig ist, und Zink, das die Immunfunktion und die Wundheilung unterstützt.

Ein weiteres wichtiges Mineral, das in Eiern vorkommt, ist Selen, das dazu beiträgt, die Körperzellen vor oxidativen Schäden zu schützen.

Antioxidantien: Schutz vor Schäden

Neben all den Proteinen, Fetten, Vitaminen und Mineralien enthalten Eier auch wichtige Antioxidantien wie Lutein und Zeaxanthin. Diese Antioxidantien sammeln sich in der Netzhaut des Auges an, wo sie die Augengesundheit schützen, indem sie schädliche freie Radikale bekämpfen.

Cholin: Der oft vergessene essentielle Nährstoff

Eier sind eine der besten Nahrungsquellen für Cholin, einen essentiellen Nährstoff, der oft übersehen wird. Cholin spielt eine Schlüsselrolle bei der Aufrechterhaltung der Integrität der Zell membranen, bei der Übertragung von Nervensignalen und beim Fettstoffwechsel.

Diese unglaubliche Vielfalt an Nährstoffen macht das Ei zu einem der vollständigsten Lebensmittel, die es gibt, und macht es zu einer hervorragenden Ergänzung zu jeder ausgewogenen Ernährung. Daher, das nächste Mal, wenn Sie die Schale eines Eis aufbrechen, denken Sie an all die Wunder, die es enthält, und genießen Sie es mit

CARLOS SILVA

Wertschätzung!

TEIL 5: DAS EI IN DER KÜCHE: KÖSTLICHE UND GESUNDE REZEPTE

Kapitel 10: Eier zum Frühstück: Starten Sie den Tag mit Energie und Geschmack

Eier sind wahre Frühstückshelden. Vielseitig, nahrhaft und köstlich, sind sie bereit, in eine Vielzahl von wunderbaren Gerichten verwandelt zu werden. Lassen Sie uns einige unglaubliche Rezepte erkunden, um Ihre Morgen noch schmackhafter zu gestalten.

1. Klassisches Omelett

Zutaten:

- 2 Eier

- Salz und Pfeffer nach Geschmack

- 1 Esslöffel Butter

Zubereitung:

1. Schlagen Sie die Eier in einer Schüssel, würzen Sie mit Salz und Pfeffer.

2. Erhitzen Sie eine Antihaft-Pfanne und

fügen Sie die Butter hinzu.

3. Gießen Sie die Eier hinein und kochen Sie, bis das Omelett golden ist.

Tipp: Probieren Sie, frisches Gemüse für einen nährstoffreichen Schub hinzuzufügen.

2. Spiegelei mit Speck

Zutaten:

- 1 Ei

- 2 Scheiben Speck

Zubereitung:

1. Braten Sie den Speck in einer Pfanne, bis er knusprig ist.

2. Entfernen Sie den Speck und braten Sie in derselben Pfanne das Ei.

3. Servieren Sie das Ei mit dem Speck.

Tipp: Für ein perfektes Spiegelei lassen Sie das Eigelb weich.

3. Eier-Waffel

Zutaten:

- 2 Eier

- Salz nach Geschmack

Zubereitung:

1. Schlagen Sie die Eier und fügen Sie das Salz hinzu.

2. Gießen Sie die Mischung in die Waffelmaschine und kochen Sie, bis sie knusprig ist.

Tipp: Für eine zusätzliche Note, servieren Sie mit frischen Beeren.

4. Rühreier mit Schnittlauch

Zutaten:

- 2 Eier

- Schnittlauch nach Geschmack

- Salz und Pfeffer nach Geschmack

- 1 Esslöffel Butter

Zubereitung:

1. Schlagen Sie die Eier, würzen Sie mit Salz und Pfeffer und fügen Sie den gehackten Schnittlauch hinzu.

2. Erhitzen Sie eine Pfanne und fügen Sie die Butter hinzu.

3. Gießen Sie die Eiermischung hinein und kochen Sie, bis die gewünschte Konsistenz erreicht ist.

Tipp: Für cremige Rühreier, rühren Sie ständig bei niedriger Hitze.

5. Zweikäse-Omelett

Zutaten:

- 2 Eier

- Rohmilchkäse nach Geschmack (zwei Arten)

- Salz und Pfeffer nach Geschmack

- 1 Esslöffel Butter

Zubereitung:

1. Schlagen Sie die Eier, würzen Sie mit Salz und Pfeffer.

2. Erhitzen Sie eine Pfanne und fügen Sie die Butter hinzu.

3. Gießen Sie die Eiermischung hinein, fügen Sie den Käse hinzu und kochen Sie, bis das Omelett golden ist.

Tipp: Probieren Sie Käse mit kontrastierenden Geschmäckern für ein geschmackvolles Omelett.

6. Eiweißbrot mit Erdnussbutter

Zutaten:

- Eiweiß von 4 Eiern

- 2 Esslöffel Erdnussbutter

- Salz nach Geschmack

Zubereitung:

1. Schlagen Sie die Eiweiße mit Salz und gießen Sie sie in eine Antihaft-Pfanne.

2. Kochen Sie bei niedriger Hitze, bis sie fest sind.

3. Nehmen Sie es aus der Form und verteilen Sie die Erdnussbutter darauf.

Tipp: Fügen Sie Bananenscheiben für einen extra Geschmack und einen Kalium-Schub hinzu.

7. Eier-Tortilla

Zutaten:

- 2 Eier

- Füllung nach Geschmack (Gemüse, mageres Fleisch, Käse)

- Salz und Pfeffer nach Geschmack

- 1 Esslöffel Butter

Zubereitung:

1. Schlagen Sie die Eier, würzen Sie mit Salz und Pfeffer.

2. Erhitzen Sie eine Pfanne und fügen Sie die Butter hinzu.

3. Gießen Sie die Eiermischung hinein, fügen Sie die Füllung hinzu und kochen Sie, bis die Tortilla auf beiden Seiten golden ist.

Tipp: Für eine fluffigere Tortilla, versuchen Sie, einen Esslöffel Wasser oder Milch zu den geschlagenen Eiern hinzuzufügen.

Ich hoffe, dass diese Rezepte Ihre Morgen inspirieren und Ihrer Frühstücksroutine einen Hauch von Kreativität verleihen. Denken Sie daran, das Wichtigste ist, zu experimentieren und Spaß in der Küche zu haben!

Kapitel 11: Eier zum Mittag- und Abendessen: Kreative Rezepte zum Genießen

1. Keto-Eiersalat

Zutaten:

- 3 hart gekochte Eier

- 1 kleiner Salatkopf

- 1 reife Avocado

- 1 Teelöffel Dijonsenf

- Salz und Pfeffer nach Geschmack

- Olivenöl und Apfelessig für das Dressing

Zubereitung:

1. Schneiden Sie den Salat und die Avocado in Stücke.

2. Schneiden Sie die Eier in Viertel.

3. Mischen Sie alle Zutaten in einer Schüssel und würzen Sie nach Geschmack.

4. Gut vermischen.

Tipp: Probieren Sie es mit knusprigen Baconstücken für zusätzlichen Geschmack.

2. Keto-Shakshuka

Zutaten:

- 4 Eier

- 1 Dose geschälte Tomaten

- 1 Zwiebel

- 1 rote Paprika

- 1 Teelöffel Kreuzkümmel

- Salz und Pfeffer nach Geschmack

- Olivenöl

Zubereitung:

1. Dünsten Sie die Zwiebel und die Paprika in Olivenöl, bis sie weich sind.

2. Fügen Sie die geschälten Tomaten und die Gewürze hinzu. Lassen Sie es etwa 10-15 Minuten köcheln, bis es eindickt.

3. Machen Sie kleine Vertiefungen in der Tomatensauce und schlagen Sie die Eier hinein.

4. Decken Sie die Pfanne ab und lassen Sie sie kochen, bis die Eier die gewünschte Konsistenz

erreicht haben.

5. Würzen Sie mit Salz und Pfeffer nach Geschmack.

Tipp: Für eine extra scharfe Version, fügen Sie Cayennepfeffer zur Mischung hinzu.

3. Spinat-Käse-Quiche

Zutaten:

- 4 Eier

- 2 Tassen frischer Spinat

- 1 Tasse geriebener Cheddar-Käse

- Salz und Pfeffer nach Geschmack

- Olivenöl

Zubereitung:

1. Heizen Sie den Ofen auf 180ºC vor.

2. Dünsten Sie den Spinat in einer Pfanne mit etwas Olivenöl, bis er welk ist.

3. Schlagen Sie die Eier in einer Schüssel und fügen Sie den geriebenen Käse hinzu.

4. Fügen Sie den Spinat zu den Eiern und dem Käse hinzu und mischen Sie gut.

5. Gießen Sie die Mischung in eine Quicheform und backen Sie sie etwa 20 Minuten lang oder bis die Oberseite goldbraun und die Quiche durchgegart ist.

Tipp: Sie können den Spinat durch andere Gemüsesorten Ihrer Wahl ersetzen.

4. Pochierte Eier mit Spargel

Zutaten:

- 4 Eier

- 12 Stangen Spargel

- 2 Esslöffel Weißweinessig

- Salz und Pfeffer nach Geschmack

- Olivenöl

Zubereitung:

1. Kochen Sie den Spargel in kochendem Wasser, bis er weich ist. Abtropfen lassen und beiseite stellen.

2. Bringen Sie in einem Topf 10 cm Wasser und den Weißweinessig zum Kochen.

3. Pochieren Sie die Eier, eins nach dem anderen, im kochenden Wasser.

4. Servieren Sie die pochierten Eier auf dem gekochten Spargel und würzen Sie nach Geschmack.

Tipp: Für eine Gourmet-Note, toppen Sie es mit Hollandaise-Sauce.

5. Frittata mit Ei und geräuchertem Lachs

Zutaten:

- 6 Eier

- 200g geräucherter Lachs

- 1 Zwiebel

- 2 Esslöffel Sahne

- Salz und Pfeffer nach Geschmack

- Olivenöl

Zubereitung:

1. Heizen Sie den Ofen auf 180ºC vor.

2. Schlagen Sie die Eier in einer Schüssel mit der Sahne. Würzen Sie mit Salz und Pfeffer.

3. Dünsten Sie die Zwiebel in einer Pfanne mit etwas Olivenöl, bis sie weich ist.

4. Fügen Sie den geräucherten Lachs zur Pfanne hinzu und kochen Sie ihn eine weitere Minute lang.

5. Gießen Sie die Eimischung über den Lachs und die Zwiebel.

6. Stellen Sie die Pfanne in den Ofen und backen Sie sie etwa 20 Minuten lang, oder bis die Frittata goldbraun und durchgegart ist.

Tipp: Fügen Sie etwas frischen Dill hinzu, um den Geschmack des Lachses zu ergänzen.

6. Ei-Pilz-Omelette

Zutaten:

- 3 Eier

- 200g frische Pilze

- 1 Knoblauchzehe

- Salz und Pfeffer nach Geschmack

- Olivenöl

Zubereitung:

1. Dünsten Sie die Pilze und den Knoblauch in einer Pfanne mit etwas Olivenöl, bis sie weich sind.

2. Schlagen Sie die Eier in einer Schüssel und würzen Sie mit Salz und Pfeffer.

3. Gießen Sie die Eier über die Pilze und kochen Sie bei niedriger Hitze, bis das Omelett nach

Ihrem Geschmack gegart ist.

Tipp: Probieren Sie eine Mischung aus verschiedenen Pilzsorten, um mehr Geschmackstiefe zu erreichen.

7. Keto-Eiersuppe

Zutaten:

- 2 Eier

- 1 Liter Hühnerbrühe

- 2 Frühlingszwiebeln

- Salz und Pfeffer nach Geschmack

Zubereitung:

1. Erhitzen Sie die Hühnerbrühe in einem Topf bis zum Siedepunkt.

2. Schlagen Sie die Eier in einer Schüssel.

3. Gießen Sie die geschlagenen Eier langsam in die siedende Hühnerbrühe und rühren Sie ständig um.

4. Lassen Sie die Suppe weiter auf kleiner Flamme kochen, bis die Eier gar sind.

5. Fügen Sie die gehackten Frühlingszwiebeln hinzu und würzen Sie nach Geschmack.

Tipp: Für einen zusätzlichen Geschmack, fügen Sie etwas Sojasauce oder Apfelessig zur Suppe hinzu.

8. Ovos Rellenos (Spanische gefüllte Eier)

Zutaten:

- 6 hart gekochte Eier

- 100g Thunfisch aus der Dose

- 2 Esslöffel Mayonnaise

- 1 Teelöffel Dijon-Senf

- Salz und Pfeffer nach Geschmack

Zubereitung:

1. Schneiden Sie die hart gekochten Eier in der Mitte durch und entfernen Sie die Eigelbe.

2. In einer Schüssel vermischen Sie die Eigelbe mit dem Thunfisch, der Mayonnaise und dem Senf. Würzen Sie nach Geschmack.

3. Füllen Sie die Eihälften mit der Thunfisch-Eigelb-Mischung.

Tipp: Für einen zusätzlichen Geschmack, fügen Sie etwas Paprika zur Eigelbmischung hinzu.

9. Florentiner Eier

Zutaten:

- 4 Eier

- 2 Tassen frischer Spinat

- 2 Esslöffel Butter

- Salz und Pfeffer nach Geschmack

- Sahne zum Servieren

Zubereitung:

1. Dünsten Sie den Spinat in einer Pfanne mit der Butter, bis er welk ist.

2. Machen Sie kleine Mulden im Spinat und brechen Sie die Eier hinein.

3. Decken Sie die Pfanne ab und lassen Sie sie kochen, bis die Eier nach Ihrem Geschmack gegart sind.

4. Würzen Sie mit Salz und Pfeffer nach Geschmack und servieren Sie mit etwas Sahne darüber.

Tipp: Fügen Sie etwas gehackten Knoblauch zum Spinat für einen zusätzlichen Geschmack hinzu.

10. Keto Eier Benedikt

Zutaten:

- 4 Eier

- 4 Scheiben Schinken

- 2 Esslöffel Weißweinessig

- Selbstgemachte Hollandaise-Sauce zum Servieren

Zubereitung:

1. In einem Topf, bringen Sie 10 cm Wasser und den Weißweinessig zum Kochen.

2. Pochieren Sie die Eier, eins nach dem anderen, im kochenden Wasser.

3. Servieren Sie die pochierten Eier auf den Schinkenscheiben und bedecken Sie sie mit der selbstgemachten Hollandaise-Sauce.

Tipp: Servieren Sie mit einer Beilage von gekochtem Spargel für eine vollständige Frühstücks-, Mittags- oder Abendmahlzeit.

11. Hollandaise-Sauce

Zutaten:

- 3 Eigelb

- 1 Esslöffel frisch gepresster Zitronensaft

- 1/2 Teelöffel Salz

- 1/2 Tasse ungesalzene Butter (geschmolzen und warm)

- Prise Pfeffer (optional)

Zubereitung:

Schritt 1: Bereiten Sie ein Wasserbad vor:

Füllen Sie einen mittelgroßen Topf zur Hälfte mit Wasser und erhitzen Sie es auf mittlerer bis hoher Hitze. Reduzieren Sie die Hitze, um das Wasser warm zu halten, aber nicht zum Kochen zu bringen.

Schritt 2: Schlagen Sie die Eigelbe und den Zitronensaft:

In einer hitzebeständigen Glasschüssel schlagen Sie die Eigelbe und den Zitronensaft, bis sie gut vermischt sind.

Schritt 3: Kochen Sie im Wasserbad:

Stellen Sie die Schüssel auf den Topf mit dem warmen Wasser (Wasserbad), und achten Sie darauf, dass das Wasser den Boden der Schüssel nicht berührt. Schneebesen Sie die Eimischung ständig, bis sie dick wird und etwa doppelt so groß wird.

Schritt 4: Fügen Sie die geschmolzene Butter hinzu:

Während Sie weiterhin die Mischung schlagen, fügen Sie langsam die geschmolzene Butter hinzu, bis sie vollständig integriert ist.

Schritt 5: Würzen Sie die Sauce:

Fügen Sie das Salz und gegebenenfalls den Pfeffer hinzu, und passen Sie die Gewürze nach Bedarf an. Wenn die Sauce zu dick ist, können Sie ein wenig warmes Wasser hinzufügen, um die gewünschte Konsistenz zu erreichen.

Schritt 6: Servieren:

Servieren Sie die Hollandaise-Sauce sofort, oder bewahren Sie sie warm auf, bis sie serviert wird.

Hinweis: Die Hollandaise-Sauce ist eine delikate Sauce, die nicht erneut erhitzt werden sollte, da sie sonst gerinnt. Es ist am besten, sie sofort zu servieren oder sie warm zu halten, bis sie serviert wird.

Kapitel 12: Eierdesserts: Süße und Überraschende Leckereien

Sicherlich werden wir einige schmackhafte und überraschende Desserts erkunden, die Eier als zentrale Zutat haben und keto-freundlich sind.

1. Kokosnuss-Eier-Pudding

Zutaten:

- 4 Eier

- 1 Dose Kokosmilch

- Süßstoff nach Geschmack (Erythrit, Stevia, Xylit, Monk Fruit Sweetener, Allulose)

- Vanilleextrakt

- Kokosraspeln zum Garnieren

Zubereitung:

1. Heizen Sie den Ofen auf 180°C vor.

2. Mischen Sie alle Zutaten in einer Schüssel,

bis sie gut kombiniert sind.

3. Gießen Sie die Mischung in Förmchen oder eine Puddingform.

4. Backen Sie im Ofen für etwa 30 Minuten, oder bis der Pudding fest ist.

5. Lassen Sie es abkühlen, bevor Sie es mit Kokosraspeln garnieren.

Tipp: Sie können den Vanilleextrakt durch Mandel-Extrakt für eine leckere Variation ersetzen.

2. Keto Schokoladen-Ei-Mousse

Zutaten:

- 3 Eier

- 200g zuckerfreie Schokolade

- Süßstoff nach Geschmack (Erythrit, Stevia, Xylit, Monk Fruit Sweetener, Allulose)

- Sahne zum Servieren

Zubereitung:

1. Schmelzen Sie die Schokolade im Wasserbad.

2. Trennen Sie die Eigelb und das Eiweiß. Schlagen Sie das Eiweiß steif.

3. Mischen Sie die Eigelbe und den Süßstoff in die geschmolzene Schokolade.

4. Ziehen Sie vorsichtig das geschlagene Eiweiß unter die Schokoladenmischung.

5. Gießen Sie die Mousse in Schalen und stellen Sie sie mindestens 2 Stunden lang in den Kühlschrank, bevor Sie sie servieren.

6. Servieren Sie sie mit Sahne oben drauf.

Tipp: Fügen Sie der Schokoladenmischung etwas Cayenne-Pfeffer für eine würzige Note hinzu.

3. Keto Eierflan

Zutaten:

- 4 Eier

- 500ml Sahne

- Süßstoff nach Geschmack (Erythrit, Stevia, Xylit, Monk Fruit Sweetener, Allulose)

- Vanilleextrakt

- Wasser und Süßstoff für den Karamell

Zubereitung:

1. Heizen Sie den Ofen auf 150°C vor.

2. Schlagen Sie die Eier, die Sahne, den

Süßstoff und den Vanilleextrakt in einer Schüssel, bis sie gut kombiniert sind.

3. Machen Sie einen Karamell aus Wasser und Süßstoff und gießen Sie ihn in den Boden einer Puddingform.

4. Gießen Sie die Eiermischung in die Form.

5. Backen Sie im Ofen für etwa 1 Stunde, oder bis der Flan fest ist.

6. Lassen Sie es abkühlen, bevor Sie es aus der Form nehmen.

Tipp: Sie können der Eiermischung Zitronenschale für eine erfrischende Note hinzufügen.

4. Keto Mandel-Ei-Kuchen

Zutaten:

- 4 Eier

- 200g Mandelmehl

- Süßstoff nach Geschmack (Erythrit, Stevia, Xylit, Monk Fruit Sweetener, Allulose)

- 1 Teelöffel Backpulver

- Vanilleextrakt

Zubereitung:

1. Heizen Sie den Ofen auf 180°C vor.

2. Schlagen Sie die Eier, den Süßstoff und den Vanilleextrakt in einer Schüssel, bis sie gut kombiniert sind.

3. Mischen Sie das Mandelmehl und das Backpulver.

4. Fügen Sie nach und nach die Mehl-Mischung zur Eier-Mischung hinzu, gut schlagen nach jeder Zugabe.

5. Gießen Sie den Teig in eine Kuchenform und backen Sie im Ofen für etwa 20 Minuten, oder bis ein Stäbchen, das in die Mitte eingeführt wird, sauber herauskommt.

6. Lassen Sie es abkühlen, bevor Sie es aus der Form nehmen.

Tipp: Fügen Sie Beeren zum Teig für einen Mandel-Beeren-Kuchen hinzu.

5. Keto Eier-Eiscreme

Zutaten:

- 4 Eigelbe

- 500ml Sahne

- Süßstoff nach Geschmack (Erythrit, Stevia, Xylit, Monk Fruit Sweetener, Allulose)

- Vanilleextrakt

Zubereitung:

1. Erhitzen Sie die Sahne in einem Topf, bis sie fast kocht.

2. Schlagen Sie in einer Schüssel die Eigelbe, den Süßstoff und den Vanilleextrakt.

3. Fügen Sie langsam die heiße Sahne zur Eigelbmischung hinzu und schlagen Sie ständig.

4. Geben Sie die Mischung zurück in den Topf und kochen Sie sie bei niedriger Hitze, ständig rühren, bis sie eindickt.

5. Lassen Sie die Mischung abkühlen, dann verarbeiten Sie sie in einer Eismaschine nach den Anweisungen des Herstellers.

Tipp: Fügen Sie Kakaopulver zur Mischung für ein dunkles Schokoladeneis hinzu.

6. Keto Eier-Kokos-Pfannkuchen

Zutaten:

- 4 Eier

- 1 Tasse Kokosmehl

- Süßstoff nach Geschmack (Erythrit, Stevia, Xylit, Monk Fruit Sweetener, Allulose)

- 1 Teelöffel Backpulver

- Kokosmilch nach Bedarf

Zubereitung:

1. Schlagen Sie die Eier in einer großen Schüssel.

2. Fügen Sie das Kokosmehl, den Süßstoff und das Backpulver hinzu und mischen Sie gut.

3. Fügen Sie Kokosmilch nach Bedarf hinzu, um eine Pfannkuchenteig-Konsistenz zu erreichen.

4. Braten Sie kleine Portionen des Teigs in einer Antihaft-Pfanne, bis beide Seiten goldbraun sind.

5. Servieren Sie heiß mit Butter und zuckerfreiem Sirup.

Tipp: Fügen Sie Zitronenschale zum Teig für eine erfrischende Note hinzu.

7. Keto Eier-Zimt-Muffins

Zutaten:

- 4 Eier

- 2 Tassen Mandelmehl

- Süßstoff nach Geschmack (Erythrit, Stevia,

Xylit, Monk Fruit Sweetener, Allulose)

- 2 Teelöffel Backpulver

- 2 Teelöffel Zimt

Zubereitung:

1. Heizen Sie den Ofen auf 180°C vor und legen Sie ein Muffinblech mit Papierförmchen aus.

2. Schlagen Sie die Eier in einer großen Schüssel.

3. Fügen Sie das Mandelmehl, den Süßstoff, das Backpulver und den Zimt hinzu und mischen Sie gut.

4. Gießen Sie den Teig in die Muffinförmchen.

5. Backen Sie im Ofen für etwa 20 Minuten, oder bis ein Stäbchen, das in die Mitte eingeführt wird, sauber herauskommt.

6. Lassen Sie sie abkühlen, bevor Sie sie servieren.

Tipp: Fügen Sie gehackte Nüsse zum Teig für eine knusprige Textur hinzu.

8. Keto Eier-Erdnussbutter-Kekse

Zutaten:

- 1 Ei

- 1 Tasse zuckerfreie Erdnussbutter

- Süßstoff nach Geschmack (Erythrit, Stevia, Xylit, Monk Fruit Sweetener, Allulose)

Zubereitung:

1. Heizen Sie den Ofen auf 180°C vor und legen Sie ein Backblech mit Backpapier aus.

2. Mischen Sie das Ei, die Erdnussbutter und den Süßstoff in einer Schüssel, bis sie gut kombiniert sind.

3. Formen Sie kleine Kugeln aus dem Teig und legen Sie sie auf das Backblech.

4. Drücken Sie jede Kugel mit einer Gabel flach und machen Sie ein Kreuzmuster.

5. Backen Sie im Ofen für etwa 10 Minuten, oder bis die Kekse goldbraun sind.

6. Lassen Sie sie abkühlen, bevor Sie sie servieren.

Tipp: Fügen Sie geschmolzene zuckerfreie Schokolade über die Kekse für eine besondere Leckerei hinzu.

9. Keto Eier-Schokolade-Trüffel

Zutaten:

- 2 Eier

- 200g zuckerfreie Schokolade

- Süßstoff nach Geschmack (Erythrit, Stevia, Xylit, Monk Fruit Sweetener, Allulose)

- Kakaopulver zum Dekorieren

Zubereitung:

1. Schmelzen Sie die Schokolade im Wasserbad.

2. Schlagen Sie die Eier und den Süßstoff in einer großen Schüssel.

3. Fügen Sie langsam die geschmolzene Schokolade zur Eiermischung hinzu und schlagen Sie ständig.

4. Stellen Sie die Mischung für etwa 1 Stunde in den Kühlschrank, oder bis sie fest genug zum Formen ist.

5. Formen Sie kleine Kugeln aus der Mischung und rollen Sie sie im Kakaopulver.

6. Bewahren Sie die Trüffel im Kühlschrank auf, bis Sie sie servieren.

Tipp: Fügen Sie Pfefferminzextrakt zur Mischung für Pfefferminz-Schokolade-Trüffel hinzu.

10. Keto Eier-Creme-Brûlée

Zutaten:

- 4 Eigelbe

- 500ml Sahne

- Süßstoff nach Geschmack (Erythrit, Stevia, Xylit, Monk Fruit Sweetener, Allulose)

- Vanilleextrakt

- Süßstoff zum Karamellisieren

Zubereitung:

1. Heizen Sie den Ofen auf 150°C vor.

2. Schlagen Sie in einer Schüssel die Eigelbe, den Süßstoff und den Vanilleextrakt.

3. Erhitzen Sie die Sahne in einem Topf, bis sie fast kocht, und fügen Sie sie langsam zur Eigelbmischung hinzu und schlagen Sie ständig.

4. Gießen Sie die Mischung in Förmchen.

5. Backen Sie im Ofen für etwa 1 Stunde, oder bis die Creme fest ist.

6. Lassen Sie sie abkühlen, streuen Sie Süßstoff oben drauf und bräunen Sie ihn mit einem Bunsenbrenner.

Tipp: Sie können der Creme-Mischung Orangenschale für eine zitrusfrische Note hinzufügen.

Jedes dieser Desserts bietet eine leckere Möglichkeit, Eier in der Keto-Diät zu genießen. Denken Sie daran, die Portionsgrößen zu kontrollieren, um Ihre Makronährstoffziele zu erreichen.

TEIL 6: EI UND GEWICHTSVERLUST: 5-TAGE-PROTOKOLL

Kapitel 13: Ei zur Gewichtsreduktion: Ein 5-Tage-Detox-Plan

Willkommen im Kapitel, auf das viele von Ihnen gewartet haben. Wenn Sie es bis hierher geschafft haben, haben Sie bemerkt, wie vielseitig und nahrhaft Eier sein können. Jetzt werden wir aufdecken, wie Eier ein mächtiger Verbündeter für diejenigen sein können, die abnehmen wollen. Wir stehen kurz davor, eine 5-tägige Reise zu starten, einen Entgiftungsplan, bei dem das Ei im Mittelpunkt steht.

Dieses Protokoll zielt darauf ab, das System neu zu starten, die Verdauung zu verbessern und den Gewichtsverlust zu beschleunigen. Aber bevor wir in den Plan eintauchen, lassen Sie uns einige der Hauptelemente dieses Protokolls erkunden.

Erlaubte Getränke: Wasser, Sprudelwasser, Wasser mit Zitronenscheibe, grüner oder weißer Tee aus natürlichen Blättern und reiner Kaffee.

Erlaubte Lebensmittel: Von 4 bis 8 Eier pro Tag, bis zu 200 Gramm pro Tag Spinat, Brokkoli, Blumenkohl, grüner Spargel, Schnittlauch. 2 Teelöffel pro Tag Fett (Olivenöl, natürliches Tierfett,

Butter aus nicht pasteurisierter Milch, Kokosnuss), Gewürze (von Hand gesammeltes Meersalz, Kurkuma, Zimt, Pfeffer, Petersilie, Ingwer).

Intermittierendes Fasten: Die Praxis des intermittierenden Fastens, variierend von 12 bis 18 Stunden, wird während dieses Protokolls gefördert.

Rinderknochenbrühe: Ein kraftvolles Elixier voller Nährstoffe und Mineralien, die Rinderknochenbrühe wird ein wesentlicher Bestandteil dieses Protokolls sein.

So machen Sie Rinderknochenbrühe

Sie benötigen:

- 1,5 kg Rinderknochen

- Von Hand gesammeltes Meersalz nach Geschmack

Anleitung:

1. Legen Sie die Knochen in den Schnellkochtopf, fügen Sie Salz hinzu und bedecken Sie sie mit Wasser.

2. Kochen Sie auf hoher Hitze, bis der Topf Druck aufbaut, dann reduzieren Sie die Hitze und kochen Sie für 3 Stunden.

3. Sieben Sie die Brühe und bewahren Sie sie im Kühlschrank auf oder frieren Sie sie in Portionen

ein, um sie später zu verwenden.

5-Tage-Protokoll

Die folgende Tabelle ist ein Beispiel dafür, wie der Mahlzeitenplan während dieser 5 Tage aussehen könnte:

Tag - 1

Fasten: 12 Stunden

Frühstück: 2 hart gekochte Eier, 50g Spinat, 1 Teelöffel Olivenöl

Mittagessen: 3 Rühreier, 50g Brokkoli, 1 Teelöffel Butter

Abendessen: Knochenbrühe, 2 pochierte Eier, 50g grüner Spargel, 1 Teelöffel Kokosöl

Tag - 2

Fasten: 14 Stunden

Frühstück: 3 Rühreier, 50g Spinat, 1 Teelöffel Olivenöl

Mittagessen: Knochenbrühe, 2 pochierte Eier, 50g Brokkoli, 1 Teelöffel Butter

Abendessen: 3 hart gekochte Eier, 50g Blumenkohl, 1 Teelöffel Olivenöl

Tag - 3

Fasten: 16 Stunden

Frühstück: 3 hart gekochte Eier, 50g grüner Spargel, 1 Teelöffel Butter

Mittagessen: Knochenbrühe, 2 pochierte Eier, 50g Spinat, 1 Teelöffel Olivenöl

Abendessen: 2 Rühreier, 50g Brokkoli, 1 Teelöffel Kokosöl

Tag - 4

Fasten: 18 Stunden

Frühstück: Knochenbrühe, 2 pochierte Eier, 50g Spinat, 1 Teelöffel Butter

Mittagessen: 3 Rühreier, 50g Blumenkohl, 1 Teelöffel Olivenöl

Abendessen: 2 hart gekochte Eier, 50g grüner Spargel, 1 Teelöffel Kokosöl

Tag - 5

Fasten: 18 Stunden

Frühstück: 3 hart gekochte Eier, 50g Brokkoli, 1 Teelöffel Butter

Mittagessen: Knochenbrühe, 2 pochierte Eier, 50g Spinat, 1 Teelöffel Olivenöl

Abendessen: 3 Rühreier, 50g grüner Spargel, 1 Teelöffel Olivenöl

Darüber hinaus ist es wichtig, eine ausreichende Elektrolytaufnahme zu gewährleisten, um das Flüssigkeitsgleichgewicht im Körper aufrechtzuerhalten, insbesondere während einer ketogenen Diät. Sie können dies tun, indem Sie etwas handgesammeltes Meersalz und etwas Zitronensaft zu Ihrem Wasser hinzufügen.

Dieses Protokoll kann dazu beitragen, Ihren Gewichtsverlustprozess zu beschleunigen, insbesondere wenn Sie ein Gewichtsplateau erreicht haben. Darüber hinaus hilft die Präsenz von Knochenbrühe, das Elektrolytgleichgewicht zu erhalten und Symptome der Keto-Grippe zu vermeiden.

In den folgenden Kapiteln werden wir die Rolle der Eier für die Gesundheit und das Wohlbefinden noch weiter erforschen und herausfinden, wie wir dieses Superfood auf überraschende und köstliche Weisen nutzen können. Lassen Sie uns eintauchen!

TEIL 7: DIE GESCHICHTE DES EIS: KURIOSITÄTEN UND TRADITIONEN

Kapitel 14: Das Ei im Laufe der Jahrhunderte: Eine Geschichte von Ernährung und Kultur

Kennt man den Volksmund "Was kam zuerst, das Ei oder das Huhn?" Nun, die Frage, die seit Jahrtausenden die menschliche Vorstellungskraft beschäftigt, ermöglicht es uns, die faszinierende Geschichte der Eier in unserem Leben einzuführen. So einfach es auch scheinen mag, das Ei hat eine unglaublich reiche Geschichte, die eng mit unserer eigenen verflochten ist und eine entscheidende Rolle in der Ernährung und Kultur unzähliger Gesellschaften auf der ganzen Welt gespielt hat.

Die Domestizierung von Vögeln zur Eiergewinnung ist ein grundlegendes Kapitel in der Geschichte der Menschheit. Die ersten historischen Aufzeichnungen deuten darauf hin, dass wilde Hühner vor über 5.000 Jahren in Südostasien domestiziert wurden. Von dort aus verbreitete sich der Brauch, Hühner zu halten und ihre Eier zu verzehren, nach Indien, Persien und schließlich in den Mittelmeerraum.

Die alten Ägypter, Griechen und Römer alle verehrten das Ei als Symbol für Leben und Fruchtbarkeit. In Fruchtbarkeitsritualen im antiken Griechenland wurden oft Eier den Göttern und Göttinnen dargeboten. Eier wurden auch als Talismane verwendet, um Glück und Schutz zu bringen.

Ostern, einer der wichtigsten Feiertage im christlichen Kalender, ist bekannt für seine symbolische Verwendung von Eiern. Ostereier, oft mit leuchtenden Farben dekoriert, symbolisieren die Auferstehung Jesu Christi und das Versprechen des neuen Lebens. Der Brauch, Eier zu Ostern zu verschenken, reicht mindestens bis ins 4. Jahrhundert zurück.

In der Küche sind Eier in vielen Kulturen eine wichtige Zutat. Vom bescheidenen Rührei bis zum exquisiten französischen Omelett, vom cremigen Eggs Benedict bis zum farbenfrohen Osterei, Eier haben oft einen Ehrenplatz auf dem Tisch.

Darüber hinaus haben sie eine entscheidende Rolle in der Kochkunst gespielt als Bindemittel, Emulgatoren, Hefeagenten und sogar als Präsentationswerkzeug - wer hat sich nicht schon einmal über ein gut gemachtes Soufflé gewundert?

Im 20. Jahrhundert wurde die Eierproduktion industrialisiert, mit der Entwicklung von Hochdichte-Hühnerställen und Massenproduktionstechniken. Dies führte zu einer beispiellosen Verfügbarkeit von Eiern, was sie zu einem noch zentraleren Teil unserer Ernährung machte.

Im Laufe der Geschichte war das Ei ein essentielles Nahrungsmittel, ein Symbol für das Leben und ein Werkzeug für kulturellen Ausdruck. Bei der Entschlüsselung der Geschichte des Eis wird deutlich, dass dieses kleine, aber mächtige Paket von Nährstoffen einen unschätzbaren Einfluss auf die menschliche Evolution, Ernährung und Kultur hatte. Und das macht das Ei nicht nur zu einem Superfood, sondern zu einem Superhelden der Essensgeschichte.

So mag die Frage "Was kam zuerst, das Ei oder das Huhn?"

vielleicht nie eine endgültige Antwort finden, aber eines ist sicher: Die Geschichte des Eis ist ein integraler Bestandteil unserer eigenen Geschichte. Und während wir uns weiterentwickeln und neue kulinarische Grenzen erforschen, wird das Ei sicherlich dabei sein, bereit, uns zu ernähren, zu inspirieren und uns zu überraschen.

Aber jetzt, da wir durch die Geschichte gereist sind und verstanden haben, wie wichtig das Ei kulturell und historisch ist, wie wäre es, wenn wir etwas tiefer in seine Symbolik in verschiedenen Kulturen eintauchen? Begleiten Sie uns im nächsten Kapitel!

TEIL 8: SCHLUSSFOLGERUNG

Kapitel 15: Ei und Gesundheit: Die Kraft eines einfachen und nahrhaften Lebensmittels

Und so, wie ein glücklich weidendes Huhn auf einer offenen Wiese, erreichen wir die letzte Phase unserer Reise. Gemeinsam haben wir die erstaunliche Welt der Eier erkundet, ihre Herkunft entdeckt, ihre Zusammensetzung analysiert, ihre Vielseitigkeit in der Küche aufgedeckt, ihre kulturelle Bedeutung gewürdigt und ihre Rolle bei der Gewichtsabnahme enthüllt. Aus unserer Reise wird klar, dass das Ei viel mehr ist als nur ein Bestandteil unserer Ernährung. Es ist tatsächlich ein kleiner Riese in der Welt der Lebensmittel.

Eier sind eine Kraft der Natur, gefüllt mit einer Vielzahl von essentiellen Nährstoffen, von hochwertigem Protein bis zu Vitaminen, Mineralien und gesunden Fetten. Sie versorgen unseren Körper mit allem, was er braucht, um Energie zu halten, Wachstum zu unterstützen, Gewebe zu reparieren und optimal zu funktionieren.

Aber vielleicht noch wichtiger ist, dass Eier uns an die Macht der Natur und den Wert einer ausgewogenen und nahrhaften Ernährung erinnern. In einer Welt, die immer mehr von verarbeiteten Lebensmitteln und Diät-Trends beherrscht wird, stellen Eier eine Rückkehr zur Einfachheit und Reinheit dar.

Sie sind auch eine Lektion darin, dass wir keine exotischen Lebensmittel oder teure Nahrungsergänzungsmittel brauchen, um unseren Körper zu ernähren. Manchmal kommen die besten Nährstoffe aus den einfachsten Orten - einem Huhn auf einem Feld, einem gemütlichen Nest, einem Ei.

Während wir unsere Erkundung beenden, bleibt die Reflexion: Das Ei, trotz seiner Größe und Einfachheit, ist ein echtes Superfood. Ein Geschenk der Natur, das wir schätzen und wertschätzen sollten.

Und schließlich glauben wir, dass diese Reise dazu beigetragen hat, Mythen zu dekonstruieren, Horizonte zu erweitern und eine neue Wertschätzung für Eier zu kultivieren. Schließlich ist es nicht jeden Tag, dass ein einfaches Lebensmittel eine Welt der kulinarischen Möglichkeiten eröffnen, eine Reihe von gesundheitlichen Vorteilen bieten und noch eine reiche kulturelle Geschichte tragen kann.

Also, das nächste Mal, wenn Sie ein Ei betrachten, sehen Sie es nicht nur als Lebensmittel, sondern als ein unglaubliches Phänomen der Natur, ein komplettes Paket an Ernährung und ein Symbol für Leben und Fruchtbarkeit. Denn letztendlich ist das Ei all das und noch viel mehr.

ÜBER DEN AUTOR

Carlos Silva

Lieber Leser, lassen Sie mich ein wenig meiner Geschichte mit Ihnen teilen: Wie viele von Ihnen habe ich jahrelang gegen die Waage gekämpft und nach einem gesünderen Leben gesucht. Trotz der Befolgung aller traditionellen 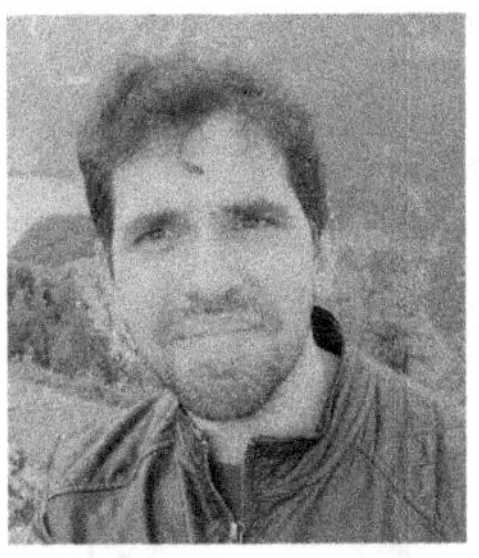 Ratschläge habe ich nie die gewünschten Ergebnisse erzielt. Als ich jedoch auf den Fall des Prozesses von Tim Noakes stieß, begann ich eine Lernreise, die mir die Gesundheit und das Wohlbefinden brachte, nach denen ich immer gestrebt hatte. Nun möchte ich meine Erfahrungen und Kenntnisse mit Ihnen teilen, damit wir gemeinsam diese Herausforderungen bewältigen und ein erfüllteres und gesünderes Leben führen können.

* 9 7 9 8 3 9 7 5 8 7 8 6 0 *